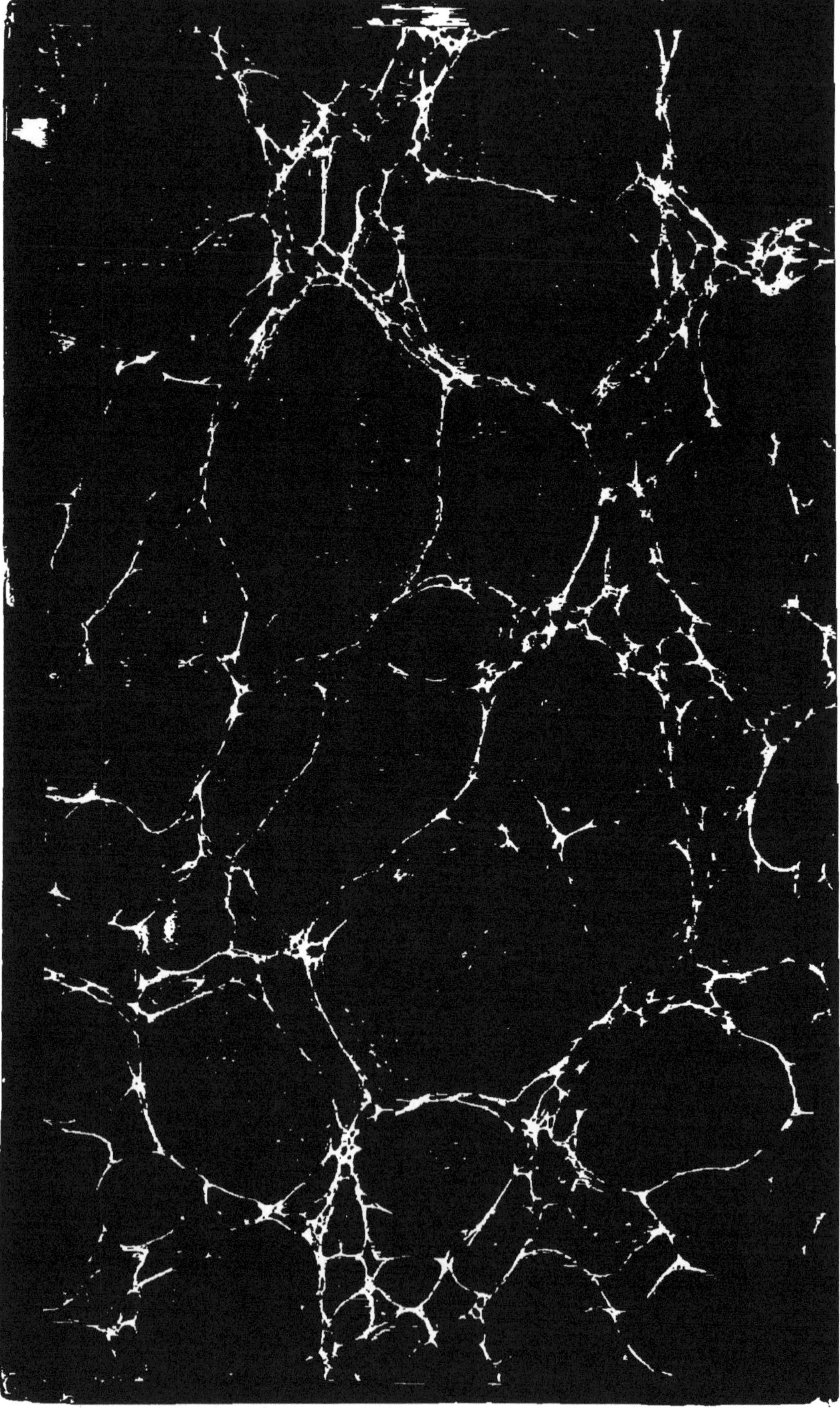

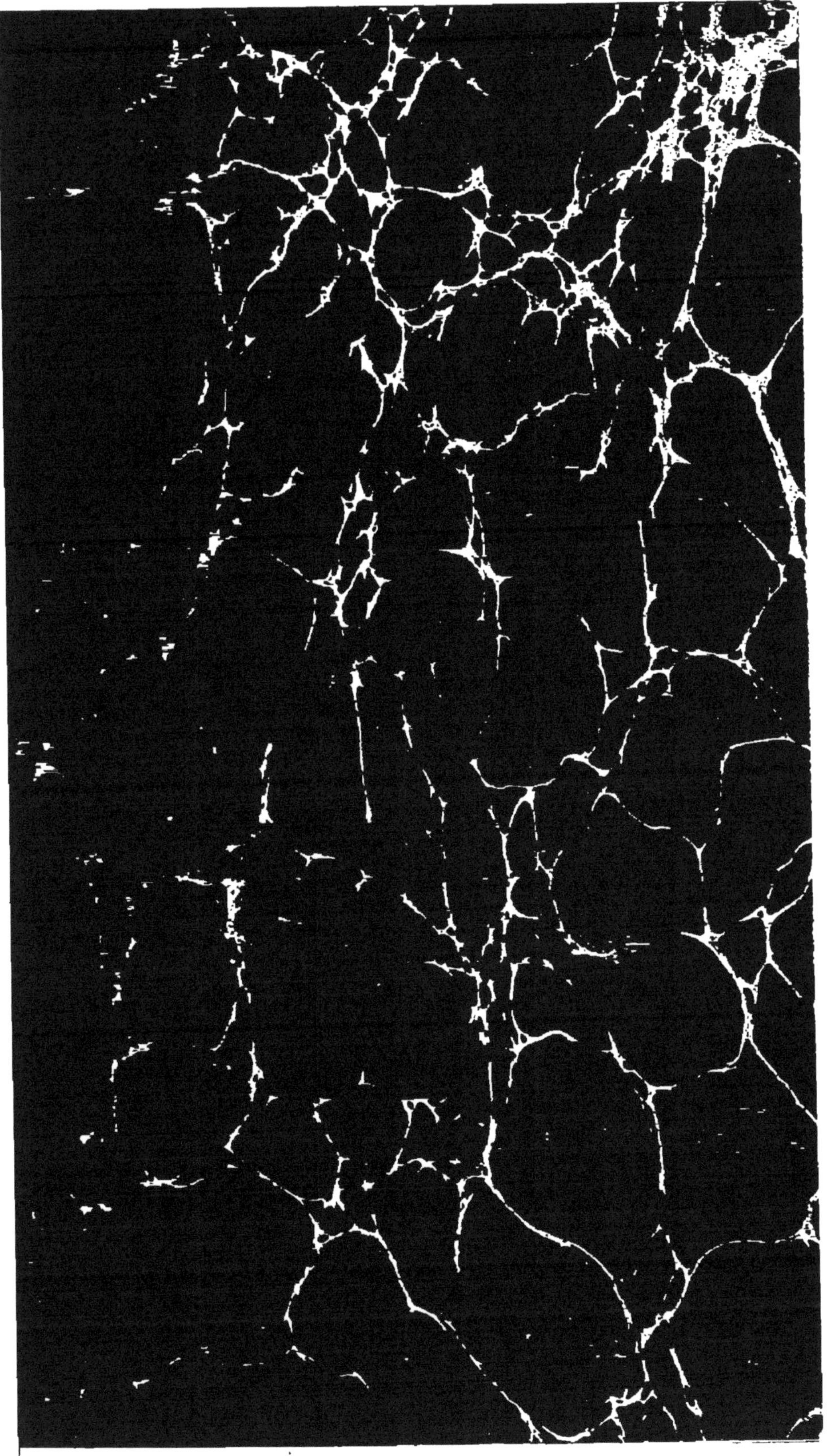

RÉSUMÉ

DE

L'HISTOIRE DE LA MÉDECINE.

STRASBOURG, de l'imprim. de F. G. Levrault.

RÉSUMÉ

DE L'HISTOIRE

DE LA MÉDECINE;

PAR

FR. OUSTALET,

DOCTEUR EN MÉDECINE.

Nescire quid antea quam natus sis acciderit, id est semper esse puerum... CICER.

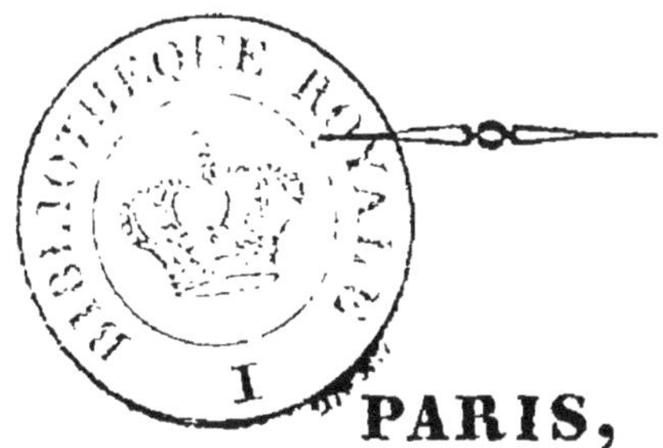

PARIS,

Chez F. G. LEVRAULT, rue de la Harpe, n.° 81;

STRASBOURG,

Même maison, rue des Juifs, n.° 33.

1835.

RÉSUMÉ

DE

L'HISTOIRE DE LA MÉDECINE.

INTRODUCTION.

« Ignorer ce qui s'est passé avant nous, c'est vivre dans une enfance perpétuelle. » Cette sentence d'un philosophe célèbre de l'antiquité, renferme une vérité qui n'est pas assez généralement sentie, et qui est surtout applicable aux médecins. La plupart d'entre eux, quoique très-instruits d'ailleurs, négligent l'étude de l'histoire de l'art, qu'ils regardent comme un objet de pure curiosité et un luxe de science. Cependant, si l'on consulte cette histoire, on verra que les plus grands hommes dont la médecine s'honore, ont cultivé cette branche importante de la science, témoin le célèbre BOERHAAVE, qui ne commençait jamais ses cours sans les faire précéder d'un résumé aussi utile qu'intéressant de l'histoire de la médecine. Cette étude offre un attrait puissant au médecin philosophe; le tableau des progrès et des révolutions de la médecine, n'est à proprement parler, que l'histoire de l'esprit humain. On y voit ses premiers efforts, les tentatives qu'il fait pour s'élever par degré à des connaissances nouvelles, les moyens qu'il emploie; tout y est digne de fixer l'attention et commande l'intérêt. Il n'est point de science qui ait été exposée à autant de vicissitudes que la médecine. On le concevra facilement lorsqu'on saura, que l'étonnante variété de connaissances qu'exige l'exercice de cet art, oblige l'homme qui s'y voue à s'avancer sur toutes les routes accessibles à l'esprit humain : voilà comment s'expliquent son instabilité, les erreurs de jugement et les écarts d'imagination auxquels se livrent des hommes remarquables d'ailleurs par leur génie et les progrès qu'ils ont fait faire à la science.

Les médecins empruntèrent ordinairement leurs théories aux philosophes, et on les retrouve empreintes de cette physionomie particulière qui caractérise les opinions chez les divers peuples, physionomie qui varie à l'infini sous l'influence d'une

1.

foule de causes ; car chaque nation est douée d'aptitudes particulières et placée sur un terrain différent d'observation : ainsi le génie de certains peuples les porte davantage aux recherches analytiques longues et minutieuses ; d'autres sont plus propres à concevoir les choses d'ensemble. Les uns possèdent à un plus haut degré l'esprit de scepticisme ; les autres sentent plus vivement le besoin de l'ordre et des convictions profondes. La diversité des lieux, des climats, des sociétés, en un mot, la diversité des causes physiques et morales, leur offrent à tous des sujets d'étude qui ne se ressemblent pas. L'histoire de la médecine est remarquable par l'étonnante variété des théories, l'originalité et la mobilité extraordinaire des opinions, qui servirent tour à tour de fondement aux divers systèmes; si la manie de la démonstration règne dans les écoles des philosophes, on voit les médecins s'empresser de les imiter; aussitôt que le scepticisme est à l'ordre du jour, ils sont les premiers à n'admettre que des effets d'une évidence palpable. La philosophie de Leibnitz fit naître le système de Hoffmann, et la *chémiatrie* est due en grande partie au cartésianisme. Toutes les théories vaines et subtiles, sorties de la poussière des écoles, sont rentrées dans le néant, et l'orgueil des iatro-philosophes, qui pensaient que hors de leur doctrine il n'était point de salut, ne saurait étonner que celui qui ignore jusqu'où peut aller la sotte vanité et la ridicule présomption de l'esprit humain.

Ce fut environ 400 ans avant l'ère chrétienne que le titre de science fut donné pour la première fois à la médecine dans la plus ancienne école dogmatique. Avant cette époque les Grecs, nation encore grossière et très-peu civilisée, ne possédaient que des connaissances bien imparfaites sur la nature des maladies et l'art de les guérir; connaissances dues au concours heureux de circonstances observées pendant le traitement des maladies dans les temples et conservées au moyen des *tablettes votives*.

Quoique la philosophie fût encore dans son enfance, elle s'était déjà emparée de la théorie de la médecine, pour la cultiver d'une manière conforme aux opinions dominantes. Le grand homme de Cos fut le premier qui enseigna aux médecins le véritable point de vue sous lequel ils devaient envisager leur art, qu'il sépara de la philosophie scolastique. Il créa la science, si on ose s'exprimer ainsi, et sa thérapeutique, précieuse surtout dans les maladies aiguës, lui acquit une gloire immortelle. Ses premiers successeurs se pénétrèrent si peu de sa doctrine, qu'ils ne tardèrent pas à appliquer à la médecine la *philosophie platonicienne*, et successivement la science se trouva amalgamée aux systèmes des *Péripatéticiens*, des *Épicuriens* et même des *Stoïciens*.

L'école d'Alexandrie, qui depuis des siècles pouvait être regardée comme la seule *académie de médecine*, se livra aussi avec beaucoup d'ardeur aux spéculations philosophiques. La médecine fut alors en proie à toutes les subtilités de l'école et aux plus absurdes controverses : il est vrai que cette école fut le berceau de l'anatomie, mais son zèle pour cette branche de la science se ralentit bientôt, et l'on abandonna l'étude d'un objet qui paraissait trop matériel pour des esprits habitués à s'égarer dans le dédale de la métaphysique. Fatigués de ces discussions, aussi interminables que funestes à la science, et encouragés par l'exemple des *Sceptiques*, les *Empiriques* firent de nouveaux efforts pour enlever la médecine aux spéculations des philosophes.

Telle fut aussi l'origine de l'*école méthodique*, qui s'occupa de la fusion du dogmatisme avec l'empirisme. Alors parut Galien, le plus savant médecin de l'antiquité. Cet homme célèbre introduisit dans la médecine un dogmatisme sévère au moyen de la philosophie *péripatéticienne;* le nombre prodigieux de ses écrits, l'élégance et la facilité de son style, l'ordre systématique qui règne dans ses ouvrages, lui assurèrent pendant plusieurs siècles une prépondérance absolue.

Pendant le moyen âge les Arabes seuls cultivèrent les sciences et les arts. On se livra dans leurs écoles à l'étude des anciens; quelques esprits supérieurs cherchèrent même à se frayer des routes nouvelles, et leurs travaux contribuèrent à enrichir la matière médicale. Le quinzième siècle vit renaître les lumières en Italie; on s'occupa alors avec ardeur de travaux anatomiques ; l'étude des anciens fut reprise avec zèle ; il se fit un heureux retour vers la *médecine hippocratique*, et la science eût sans doute atteint un développement prodigieux, si la doctine de Paracelse ne fût venue la bouleverser de fond en comble, en substituant aux *qualités élémentaires* de Galien ses *matières chimiques*; on vit alors reparaître toutes les absurdités *théosophiques* et *théurgiques* de la cabale.

Au dix-septième siècle l'importance que l'on accordait au mélange des humeurs devint générale, et la découverte de la circulation du sang porta le dernier coup au galénisme. Cette découverte et la philosophie cartésienne donnèrent naissance au *iatro-mathématique*, qui voulut faire de la médecine une science exacte et positive. Ce système fut bientôt abandonné, malgré les efforts que firent les successeurs de Newton pour le soutenir. Le dix-huitième siècle vit Sydenham, éclairé par la philosophie de Bâcon, tenter de relever l'*école empirique.* Plusieurs circonstances secondèrent puissamment les efforts du médecin anglais : telle fut entre autres la découverte de plusieurs substances médicamenteuses, parmi lesquelles on distingue l'*écorce du Pérou;* ajoutez à cela la popularité de la philosophie et une meilleure impulsion donnée aux études. Stahl et Hoffmann établirent vers la fin du dix-huitième siècle les *systèmes dogmatiques* des temps modernes. Le système *physique* du premier était fondé sur le mysticisme qui dominait à cette époque, et la *théorie des nerfs* du second sur la doctrine des *monades* de Leibnitz. On peut ajouter que tous les *systèmes dynamiques* modernes, même celui de Brown, ne sont que des modifications du système de Hoffmann. Des hommes célèbres, nos contemporains, sont devenus à leur tour chefs de nouvelles écoles; le temps n'est point encore venu de porter sur ces doctrines un jugement impartial. [1]

En publiant ce résumé, je n'ai point eu la prétention d'écrire un livre; il n'était d'abord destiné qu'à mon usage particulier; néanmoins, réfléchissant qu'il pourrait être de

1 Attendons qu'elles fassent partie du domaine de l'histoire.

quelque utilité aux élèves en médecine, ainsi qu'à cette classe nombreuse de médecins que leurs occupations multipliées mettent dans l'impossibilité de lire des ouvrages de longue haleine, je me suis décidé à le livrer à l'impression. Puissé-je avoir atteint le but que je m'étais proposé: c'est la seule récompense que j'ambitionne.[1]

---

1 Parmi les nombreux ouvrages que j'ai consultés, je citerai d'abord l'*Histoire pragmatique de la médecine de Sprengel*, le *Dictionnaire historique de la médecine*, le *Dictionnaire de médecine*, les *Œuvres chirurgicales de M. Richerand*. J'ajouterai que le *Cours d'histoire des sciences naturelles de M. Cuvier*, mon illustre et savant compatriote, m'a été du plus grand secours.

1.re ÉPOQUE. *Depuis les temps héroïques et fabuleux jusqu'aux écoles philosophiques de l'ancienne Grèce.*

Origine de la médecine.

La médecine peut se glorifier d'une noble origine. Elle naquit du plus précieux sentiment que la nature ait gravé dans le cœur de l'homme, de cette bienveillance sympathique qui nous fait compatir aux maux dont nous sommes témoins, et nous inspire le désir d'y porter remède. Celui qui le premier vit souffrir son semblable, dut partager sa douleur et chercher les moyens de la soulager. Les occasions ne manquaient pas, pour exercer cet utile penchant; dans les premiers âges du monde, l'homme nu et faible, obligé de conquérir par la force ou par la ruse une subsistance toujours incertaine, contraint de la disputer aux espèces nuisibles dans les combats qu'il leur livrait, reçut de fréquentes blessures et s'adonna de bonne heure aux soins qu'exige leur guérison. Les guerres, en multipliant les maux, augmentèrent en même temps le besoin et le prix de ces secours; alors les rois ne dédaignaient pas eux-mêmes de panser les plaies, et plusieurs des guerriers chantés par Homère, ne tiraient point un moindre lustre de leur habileté chirurgicale, que de leur valeur dans les combats. Tels étaient *Machaon*, *Chiron*, *Podalire*. C'est dans les poèmes immortels de l'Iliade et de l'Odyssée que nous trouvons quelques traditions sur l'état de l'art avant l'établissement des républiques grecques et même jusqu'à l'époque des guerres du Péloponèse. On y voit qu'il se réduisait presque uniquement au traitement des blessures et qu'il joignit à l'emploi des topiques la puissance imaginaire des enchantemens. L'intervention d'un pouvoir surnaturel se joint toujours à ce qu'ont de matériel et d'humain les cures racontées dans les livres sacrés de la religion chrétienne. Le même caractère appartient à l'enfance de l'art chez tous les peuples; les prêtres de l'Inde, les médecins à la Chine et au Japon, les jongleurs parmi les peuplades sauvages de l'ancien et du nouveau continent, associent constamment aux drogues et aux opérations manuelles certaines pratiques superstitieuses, dont ils attendent principalement la guérison de leurs malades.

De la médecine chez les Égyptiens.

Parmi les nations les plus anciennement civilisées, on doit placer en première ligne les *Égyptiens.* L'Inde seule, par l'antiquité de ses monumens, qui paraît incroyable, pourrait lui disputer cet avantage; mais il n'entre pas dans notre sujet d'examiner une pareille question. Une caste privilégiée (les prêtres) avait seule le droit d'exercer la médecine, qui était d'ailleurs considérée comme une partie intégrante du culte religieux. Dans ces temps reculés tous les moyens thérapeutiques se bornaient à l'emploi de quelques substances médicamenteuses; nous savons par exemple qu'on prescrivait la *scille* (œil de typhon, en dialecte sacré) dans le traitement de l'hydropisie, et qu'on avait élevé un temple en l'honneur de ce médicament, dans lequel on le révérait sous le nom de Κρομμυον. Quant à la chirurgie, il paraîtrait, d'après le témoignage des historiens, que les prêtres égyptiens n'étaient point fort habiles dans cette branche de l'art, puisqu'ils ne purent guérir une simple entorse, que Darius, fils d'Hystaspe, s'était faite dans une partie de chasse. L'habitude qu'avaient les Égyptiens d'embaumer leurs cadavres pourrait faire supposer qu'ils possédaient quelques connaissances en anatomie; mais on est bientôt convaincu de leur ignorance, lorsqu'on apprend qu'ils attribuaient la cause de la mort naturelle à une hypertrophie progressive du cœur, qui augmentait tous les ans de deux drachmes pendant un demi-siècle, et qui à cette époque diminuait de volume dans la même proportion. Ils prétendaient aussi qu'il part du doigt auriculaire de la main gauche un nerf ou tendon qui se prolonge jusqu'au cœur; c'est pourquoi, pendant leurs offrandes, ils plongeaient ce doigt dans le calice. Lorsque Pline soutient que les rois d'Égypte avaient ordonné que l'on fît des autopsies cadavériques, afin de reconnaître la nature et le siége des maladies, il veut parler sans doute des Ptolémées; car c'est à cette époque seulement que l'on trouve les premières traces de dissections anatomiques. Quant à la chimie des Égyptiens, dont on a fait grand bruit, voici ce que nous savons de plus positif à cet égard. Il paraît certain que ces peuples connaissaient plusieurs procédés chimiques, qui sont encore des énigmes pour nous ; je ne citerai ici pour exemple que l'*encaustique métallique*, dont la préparation a été portée chez eux au plus haut degré de perfection. Ils savaient incruster le bleu sur l'argent et faisaient des émeraudes artificielles d'une grosseur prodigieuse. On ne saurait guère admettre, d'après l'opinion de Galien et de Bergmann, que les anciens Égyptiens connaissaient même avant le temps d'Hippocrate la préparation des onguens et des emplâtres, avec la céruse et le vert-de-gris; ils est probable qu'ils ont compris par là les Égyptiens du siècle des Ptolémées.

En résumé, nous n'avons que des renseignemens très-peu authentiques sur la médecine ancienne; tout ce que nous savons remonte à une époque que l'on peut fixer à environ 600 ans avant l'ère chrétienne et repose sur des documens qui semblent démontrer d'une manière assez satisfaisante que la médecine a été originairement cultivée dans cette partie du monde et y est restée long-temps dans un état d'enfance; ce qui s'explique fort bien, lorsque l'on considère qu'elle n'était point comme aujourd'hui un art libéral; que les prêtres seuls avaient le droit de l'exercer; que ces hommes, jaloux de leur autorité, ennemis des découvertes et des innovations, se bornaient dans l'exercice de cet art à des prédictions prophétiques. Le fils recevait de son père, avec une aveugle soumission, les connaissances que celui-ci tenait de ses ancêtres, et les transmettait à son tour dans toute leur pureté à ses descendans; c'est ainsi qu'elles se perpétuaient de génération en génération, et que la médecine resta stationnaire pendant plusieurs siècles dans l'ancienne Égypte.

De la médecine chez les Israélites.

La ressemblance frappante qui existe entre les mœurs, les usages et la forme du gouvernement des Égyptiens et des Israélites, a fait supposer à plusieurs auteurs grecs que les Juifs descendaient des anciens Égyptiens. Quoi qu'il en soit, on ne peut nier que Moïse n'ait emprunté beaucoup de lois à l'Égypte. Comme dans ce pays, le gouvernement des Hébreux était théocratique, les prêtres ou *lévites* avaient seuls le droit de juger le peuple et d'exercer la médecine. Des passages assez multipliés des écrits de Moïse nous apprennent qu'il avait des connaissances très-étendues, pour les temps reculés, en *histoire naturelle* et en médecine. La partie de ses livres qui traite de l'hygiène publique, si on ose lui donner ce nom, prouve qu'il était doué d'un esprit d'observation et d'une sagacité admirables. La médecine resta stationnaire pendant plusieurs siècles chez les Israélites; elle n'éprouva quelques modifications que lorsque ce peuple eut acquis de nouvelles connaissances par son contact avec les nations voisines.

De la médecine indienne.

Les Indiens étaient du temps d'Alexandre et sont encore aujourd'hui divisés en plusieurs castes originaires. Celle des *Brahmanes* fournit les savans et les médecins. C'est dans la diète seule que consistait en grande partie toute la médecine des Indiens. La propreté, les bains et les frictions, dont ils faisaient un usage journalier, contribuaient puissamment à l'entretien et au rétablissement de la santé. Les Brahmanes de notre époque ignorent complètement l'anatomie; cependant ils possèdent d'anciens livres sur la médecine écrits en vers : ce sont des collections de formules, d'après lesquelles on traite toutes les maladies. Le sucre occupe un rang distingué dans leur matière médicale. Ils joignent une foule de pratiques absurdes et superstitieuses à l'administration de leurs médicamens.

De la médecine des Chinois.

Le fameux cordelier Guillaume Rubruquis, qui vivait dans le treizième siècle, est le premier qui nous ait fait connaître le peuple chinois. Il est probable que cette nation isolée avait eu déjà avant cette époque des relations avec l'Europe civilisée.

Houang-Ti passe pour être l'auteur du *Codex médical* qui sert aux médecins chinois depuis plus de quatre mille ans. Il y avait autrefois, dans ce vaste empire, des écoles où l'on enseignait tout à la fois la médecine et l'astrologie; ces écoles n'existent plus aujourd'hui, et les médecins ne jouissent d'aucune considération, leur ignorance en anatomie est des plus grossières.

Les Chinois n'emploient que très-rarement la saignée, et sont très-grands partisans des bains, des ventouses sèches, de la cautérisation, du moxa et de l'acupuncture. L'inoculation de la petite-vérole est aussi en usage à la Chine; on introduit le virus variolique dans le nez au moyen d'un bourdonnet de coton. L'art des accouchemens ne peut être exercé que par des femmes, qui étudient dans des ouvrages ornés de gravures, qui représentent les diverses positions du fœtus, et où se trouvent consignés une foule d'usages superstitieux, prescrits pour chaque cas particulier.

De la médecine chez les Scythes.

Cette partie de l'empire russe qui s'étend depuis la mer Noire à la chaîne des monts *Ourals*, était habitée de temps immémorial par les Scythes. Ces peuples, descendus du Caucase, furent refoulés loin de ces contrées par les Huns à l'époque des grandes migrations du Nord. Ces nomades étaient connus des Grecs dès la plus haute antiquité. Ils avaient fondé des colonies à l'embouchure du *Danube*, du *Borysthène* et des *Palus méotides*; ce fut par cette voie qu'ils acquirent une demi-civilisation. Ceux que l'on désignait sous le nom de *savans* parmi eux, étaient des magiciens et des prêtres, que l'*abstinence*, la *macération* et une vie contemplative rendaient sujets à de fréquentes hallucinations. Les paroles inintelligibles qu'ils proféraient alors, les faisaient regarder comme des prophètes. Les *schamans* et les jongleurs, que l'on retrouve encore aujourd'hui chez les Tonguses et autres Mongols, sont bien des magiciens des anciens Scythes. Tels étaient les médecins de ces peuples barbares, qui prophétisaient l'issue des maladies par l'inspection de l'écorce de tilleul et mêlaient d'autres pratiques absurdes et superstitieuses à quelque teinture de la médecine grecque.

De la médecine chez les Celtes.

On comprend sous la dénomination de Celtes proprement dits, les *Gaulois* et les *Kymren* ou *Belges.* Les peuples aborigènes des Gaules occupaient d'abord les pays situés entre la Garonne et la Seine. Ils émigrèrent ensuite en Angleterre et furent bientôt suivis par les Belges, qui habitaient originairement les contrées situées entre la Seine et le Rhin. Quoique ces derniers fussent plus civilisés que les premiers, cependant tout fait présumer que les connaissances de leurs *prêtres* ou *druides* étaient très-bornées et qu'ils les avaient puisées chez les Grecs. Les druides ne communiquaient leurs principes et leurs mystères qu'aux initiés. Comme leurs cérémonies religieuses se célébraient sous des chênes, ils avaient attribué au *gui* une vertu particulière pour la guérison des maladies ; ils nommaient cette plante *gut-hyl* et la cueillaient solennellement le premier jour de l'année; le *silago*, espèce de bruyère, et la *verveine*, étaient aussi regardées comme des plantes sacrées que l'on employait dans le traitement des plaies. D'après ce que nous venons de dire, on peut juger de l'état de la médecine chez ces peuples barbares.

2.e Époque. *Écoles philosophiques de la Grèce. Premiers travaux scientifiques de la médecine.*

Nous voyons chez tous les peuples anciens, dans l'enfance des sociétés, la médecine faire partie du culte religieux ; les prêtres seuls étaient en possession d'exercer cet art bienfaisant. Partout on retrouve le même système de fourberies plus ou moins grossières, inventées dans le seul but d'exploiter la crédulité des profanes. Cependant la dignité de l'art n'a pas été entièrement méconnue dans l'ancienne Grèce, et si les prêtres ont également cherché à abuser les peuples par leurs oracles, ils se sont cependant occupés du perfectionnement de la médecine. Deux moyens contribuèrent à en hâter les progrès : l'observation de la nature et la sage institution des tablettes votives. C'est dans la Grèce seule que nous devons chercher les premières traces de l'étude raisonnée des connaissances humaines. Pour se rendre raison de cette honorable priorité, il est bon d'entrer dans quelques considérations sur l'organisation physique, le climat et le gouvernement des *Hellènes*. Parmi les diverses races humaines, celle qui habite le Caucase a été favorisée de la nature sous tous les rapports : intelligence vive et précoce, proportion admirable dans les formes, qui lui donne la grâce et la force, telle est l'origine des nations qui vinrent peupler les côtes de la Grèce; le beau ciel de ces heureuses contrées, la fertilité du sol, les relations commerciales, qui s'établirent de bonne heure entre les Grecs et les nations voisines, contribuèrent puissamment aux progrès des lumières et au développement de la civilisation ; l'éducation publique y eut également une grande part; la gymnastique en formait la base : c'est ainsi que le développement de l'intelligence se combinant heureusement avec l'exercice musculaire, on vit alors réuni ce qui constitue le plus bel attribut de l'homme, la force physique unie à l'activité et à l'énergie de l'ame. *Mens sana in corpore sano.* Ajoutons à toutes ces causes l'influence du gouvernement démocratique, si favorable aux progrès des lumières, et nous ne serons pas étonnés de voir la Grèce dès la plus haute antiquité être la patrie des sciences et des arts.

L'origine de la médecine chez les Grecs se perd au milieu des rêveries superstitieuses du paganisme; nous ne nous occuperons pas à passer en revue toute leur mythologie médicale. Nous

nous contenterons de rappeler à nos lecteurs les noms d'*Orphée*, de *Mélampe*, du centaure *Chiron* et d'*Esculape*. Ce dernier est digne de fixer quelque temps notre attention. Il est certain que le plus célèbre des élèves de Chiron et celui qui mérite la première place dans l'histoire de la médecine, fut *Asclépias* ou *Esculape*. Il se distingua surtout dans l'art de guérir les lésions externes. Il employait dans leur traitement les topiques anodins et styptiques. Si l'on s'en rapporte au témoignage de Galien, Esculape se serait déjà servi des passions comme d'un moyen efficace de guérison dans plusieurs maladies : c'est ainsi qu'il conseillait aux mélancoliques d'écouter la lecture d'un poème ou le chant d'un hymne, d'assister à la représentation d'un spectacle comique ; il recommandait aussi à d'autres malades l'équitation, la chasse et l'exercice des armes. En admettant ces faits comme certains, on ne saurait nier qu'Esculape n'ait dû opérer des cures vraiment miraculeuses pour ces temps reculés : c'est d'ailleurs ce qui semble confirmé par son apothéose. Ses fils Machaon et Podalire furent également célèbres dans l'art de guérir.

Esculape reçut après sa mort les honneurs divins, et plusieurs temples lui furent consacrés ; le plus célèbre, celui d'Épidaure, s'appelait aussi le *Pays saint*. Les descendans d'Esculape habitaient le Péloponèse et l'île de Cos ; ils formaient une caste particulière, qui avait la prérogative exclusive d'exercer la médecine et de révérer d'une manière mystérieuse la mémoire de ses aïeux. C'est ainsi que les connaissances médicales se perpétuèrent dans la famille des *Asclépiades.* Ils renfermèrent la médecine dans les temples, où les malades étaient obligés de se rendre et d'attendre la réponse du dieu au milieu des cerémonies religieuses que ses descendans mortels avaient instituées. L'imposture triompha long-temps ; à la fin les philosophes parvinrent à désabuser les peuples, en exerçant la médecine au lit des malades avec autant de succès et moins de faste et d'appareil. Celse les regarde comme les vrais fondateurs de l'art.

C'est donc dans les anciennes écoles philosophiques de la Grèce que l'on doit chercher les premières traces d'une théorie médicale, et comme cette matière se lie essentiellement à notre sujet, nous allons essayer d'en tracer rapidement l'histoire. Nous suivrons la division admise par Cuvier, dans son Cours d'histoire des sciences naturelles :

1.° *École ionienne ;*
2.° *École pythagoricienne ;*
3.° *École des Éléens ;*
4.° *École des atomistes.*

1.° *École ionienne.*

Le savant professeur fait observer qu'il serait absurde d'y rechercher l'origine réelle d'aucune théorie moderne ; mais il ne peut s'empêcher d'y apercevoir certains germes des divers développemens que nos connaissances ont pris à des époques plus rapprochées. Nous dirions qu'on y retrouve la trace de la pensée antique aux différens degrés ou points de vue possibles pour l'esprit humain, et de là, ces rapports éloignés, semblables à ceux qu'on remarque entre la raison de l'enfant et la raison de l'homme fait. Thalès fut le fondateur de l'école ionienne, la plus ancienne doctrine du *sensualisme;* mais comme les traces de la primitive tradition étaient encore empreintes dans l'homme de ces temps reculés, on y trouve l'idée d'une unité vivante sous toutes les formes de la nature. C'est la lumière traditionnelle, obscurcie par le règne des sens. Thalès et son école regardaient la terre comme un grand animal, comme un être organisé. Tous les êtres, suivant eux, avaient des ames; ils en accordaient aux plantes, à la terre, aux astres. L'ame du monde était pour eux la cause des mouvemens réguliers de l'univers. Anaxagore, plus tard, restaura cette école et distingua l'esprit de la matière, ce qui est un progrès dans le rationalisme.

2.° *École pythagoricienne.*

L'école pythagoricienne était originaire d'Égypte; elle est fameuse par la science des nombres. On trouve dans ses idées ce principe admirable que l'univers est régi par des lois géométriques. On pourrait y apercevoir ce principe qui aujourd'hui sert de base à toute la physique, que tout ce qui est susceptible d'appréciation peut être exprimé par des nombres et peut-être par des notions analogues à celles qui en chimie servent de base à la théorie des proportions définies. Cette école se propagea jusqu'au temps de Platon. Pythagore pratiquait aussi la médecine. Il avait puisé une partie de ses connaissances médicales dans ses relations avec les prêtres d'Égypte, où la magie, l'interprétation des songes et la médecine ne faisaient qu'une seule et même science. Il connaissait aussi l'effet de la musique et s'en servait dans le traitement des maladies chroniques dont la cause était due à des passions violentes; c'est ainsi qu'il traita son maître *Phérécyde*. Les disciples de Pythagore se sont particulièrement distingués par leurs connaissances en médecine, et l'un d'eux, selon le témoignage de Diogène, acquit une très-grande célébrité. Ce fut *Alcméon de Crotone.* Les diverses fonctions de l'économie animale, et surtout celle de la génération, paraissent avoir excité l'attention des Pythagoriciens.[1]

3.° *École des Éléens.*

L'école des Éléens était opposée à celle des Ioniens. Elle fut fondée par Xénophane et son disciple Parménide.

1 D'après Diogène et Clément d'Alexandrie, c'est Alcméon qui doit avoir écrit le premier traité de physiologie. Il place le siége de l'ame dans le cerveau. Il supposait que la semence de l'homme avait sa source dans cet organe. C'est également à lui que l'on doit la plus ancienne théorie du sommeil. Lorsque, dit-il, le sang rétrograde dans les grands vaisseaux, le sommeil a lieu, et s'il y a stagnation totale, il donne la mort.

Le sophiste Zénon, fameux pour avoir développé la dialectique, appartenait à cette secte. L'univers, pour eux, ne formait qu'une grande *unité*, et la variété des êtres qui nous apparaissent n'est qu'une illusion qui a sa source dans la nature de notre esprit. On en vint jusqu'à soutenir qu'il n'y a pas de mouvement. Nous voyons ici le spiritualisme rationnel, et Xénophane, dont M. Cousin a recueilli quelques fragmens, est le Fichte de ce temps-là.

4.° *École des atomistes.*

Leucippe, contemporain de Zénon et de Parménide, frappé de l'absurdité de leurs abstractions, se jeta dans une route opposée et fonda l'école des *atomistes*. Pour lui, tout se réduit dans la nature à des atomes, molécules indivisibles, qui forment, par leurs combinaisons, tous les corps; c'est cette doctrine qui règne aujourd'hui dans la physique moderne. Les philosophes de l'école atomistique se sont livrés à l'étude des sciences avec autant de succès que les *Pythagoriciens*. Le plus célèbre d'entre eux est *Démocrite*, qui naquit 470 ans avant Jésus-Christ, la même année que Socrate. Les ames étaient pour lui des atomes de feu. Il supposait que les images que nos yeux reçoivent des objets extérieurs, étaient de véritables corps. Malgré toutes ces erreurs, Démocrite est le premier qui ait fait des observations d'anatomie comparée. Il étudia avec persévérance l'organisation des animaux, et chercha, dans les différences qu'offre cette organisation, la cause des différences de leur nature. Il paraît avoir connu le mode de formation de la bile, son transport dans le canal alimentaire et le rôle qu'elle joue dans la digestion. Il s'occupa de rechercher la cause de la folie et la plaça dans les viscères du bas-ventre. Tout le monde connaît l'histoire de la prétendue folie de Démocrite; ses concitoyens le voyant errer souvent parmi les tombeaux, probablement pour y chercher quelque pièce d'anatomie, se persuadèrent qu'il avait perdu l'esprit et firent venir Hippocrate, qui reconnut la haute sagesse et le savoir du philosophe.

Asclépiades.

A côté des quatre écoles philosophiques dont nous avons essayé d'indiquer l'esprit et les travaux, florissait en Grèce la famille des *Asclépiades*, formant une cinquième école, qu'on peut appeler l'*école médicale*, école remarquable par la tendance de ses études, toutes dirigées vers un but pratique, immédiatement utile à la société. L'école médicale est plus ancienne qu'aucune des quatre autres; son institution remonte à l'ère mythologique de la Grèce, puisqu'on prétend qu'elle eut pour fondateur Esculape, fils d'Apollon. Dès le temps du siége de Troye nous voyons la médecine exercée par les fils d'Esculape.

Homère, qui peut-être était lui-même un des Asclépiades, montre des connaissances assez exactes dans le jugement qu'il porte sur le danger des blessures que reçoivent ses héros, selon les parties intéressées. Les Asclépiades, qui se vantaient de descendre d'Esculape, exerçaient la médecine dans le temple de ce dieu, dont ils étaient les prêtres. Les plus célèbres de ces temples étaient ceux de *Cos* et de *Gnide.* Les malades qu'on y recevait étaient astreints à certaines cérémonies; on les enregistrait tous, on prenait note des maladies dont ils étaient atteints, ainsi que des remèdes qu'ils avaient employés et du succès qu'on en avait obtenu. Quand les malades guérissaient, ils laissaient le récit de leur traitement en forme d'*ex voto.* Ainsi se formaient dans ce temple des collections d'observations dont les Asclépiades durent profiter pour les faire servir au perfectionnement de l'art. On concevra combien leur recueil devait être considérable, si l'on fait attention que la réputation des temples d'Esculape remontait à la plus haute antiquité; ils étaient en honneur dès l'année 1200 avant Jésus-Christ, de sorte que quand Hippocrate écrivit, 400 ans avant l'ère chrétienne, il put consulter l'expérience de huit siècles. Forcés par l'exemple des philosophes et des *Périodeutes*[1] ou médecins ambulans,

1 Il y avait aussi à Athènes des charlatans qui vendaient dans les lieux publics toute sorte de médicamens mystérieux. Les médecins auxquels on donnait le nom d'*Aliptes* et qui se tenaient dans des boutiques, se livraient probablement au même commerce.

les Asclépiades de Gnide furent les premiers qui pratiquèrent publiquement la médecine. Parmi les plus célèbres d'entre eux, Galien cite Euryphon et Ctésias.

3.e Époque. *Hippocrate et les Grecs.*

Nous sommes arrivés à cette époque où la médecine forme une science; l'homme célèbre qui en fut pour ainsi dire le créateur, appartenait à cette illustre famille des Asclépiades; il naquit à Cos l'an 476 avant Jésus-Christ et mourut âgé de 104 ans. Hippocrate séjourna long-temps en Macédoine, à la cour d'Amintas, aïeul d'Alexandre le Grand; il y vécut avec Nicomaque, père d'Aristote et médecin du roi, et probablement avec Aristote lui-même.

On a donc lieu de s'étonner que ce dernier ne le cite nulle part. Hippocrate, après avoir étudié sous son père, voyagea beaucoup et séjourna à Athènes, où il se livra à l'étude de la philosophie. Il y exerça la médecine avec un noble dévouement lors de la fameuse peste qui ravagea cette ville pendant la guerre du Péloponèse. On prétend qu'il refusa les présens que lui offrit Artaxerxe, pour venir à sa cour. Pourtant, chose étonnante, Thucydide, qui a donné une si belle description de la peste d'Athènes, ne dit pas un mot d'Hippocrate. Les œuvres d'Hippocrate, telles que nous les possédons aujourd'hui, contiennent évidemment des écrits qui ne sont pas de lui; mais il n'est pas facile de découvrir ce qui appartient à l'auteur principal de ce qui paraît lui avoir été faussement attribué. Tous ces écrits ont cela de commun néanmoins qu'on y trouve une connaissance très-avancée de l'étude des symptômes des maladies, de leur détermination et des remèdes qui peuvent leur être opposés, jointe à une ignorance grossière de l'anatomie. Hippocrate n'en savait guère plus à ce sujet que Platon, et la nature de ses écrits ne lui permettant pas, comme à ce dernier, de se borner à des généralités, son ignorance est bien plus frappante. On en trouve la cause dans l'horreur qu'avaient les Grecs pour toute mutilation des cadavres. On n'eût pu, sans courir les plus grands dangers, braver ce préjugé. Hippocrate ne connaissait guère d'anatomie que ce qu'on en pouvait étudier à l'extérieur du corps. L'ostéologie était la seule partie de cette science, sur laquelle il eut des notions justes et précises. Sa description des veines n'est pas seulement inexacte, elle est faite d'imagination ; on n'y trouve rien qui ressemble à ce qui existe dans la nature. Pour lui le cerveau est un organe spongieux qui absorbe l'humidité du corps; il n'avait point même l'idée des nerfs tels que nous les connaissons aujourd'hui. Les parties qu'il désigne par ce nom ne sont autre chose que les tendons et les cartilages. Sa physiologie est extrêmement grossière et fondée toute entière sur la théorie des quatre élémens, imaginée par Empédocle. Du reste, tous les phénomènes qui apparaissent dans l'homme vivant, considéré dans l'état de maladie, sont décrits d'une manière admirable, et son ignorance même en anatomie ne peut qu'ajouter à notre admiration, quand nous venons à réfléchir que, privé de son secours, il a su acquérir tant de connaissances positives. La révolution qu'Hippocrate opéra dans la médecine pratique, eut d'immenses résultats; il insiste surtout dans ses écrits sur l'observation exacte de la nature. Si ses successeurs eussent suivi la route tracée par ce génie sublime, la médecine grecque eût fait en peu de siècles d'étonnans progrès; mais il n'était pas donné à la science d'atteindre le but aussi promptement, et malgré les travaux anatomiques auxquels on se livra depuis Hippocrate, elle redevint la proie des systématiques.

École dogmatique.

Thessalus, *Dracon* et *Polybe*, successeurs d'Hippocrate, fondèrent la première *école dogmatique*, qui prit aussi le nom d'*école hippocratique*, parce qu'elle prétendait suivre dans sa pratique les préceptes du célèbre philosophe de Cos. Thessalus est celui qui jouit de la plus grande réputation. Il paraît qu'il vécut à la cour d'*Archélaüs*, roi de Macédoine, et qu'il fut l'auteur du livre sur les maladies περι νουσων, des deuxième, cinquième, sixième et septième livres des *Épidémies*, et du deuxième livre des *Pronostics*, que d'autres cependant attribuent à Dracon.

Galien prétend que Polybe exerça

son art à Cos et qu'on lui attribue avec raison une partie du livre sur la *Nature humaine ;* il doit être aussi l'auteur du livre de la *Nature des enfans*, de ceux du *Régime salutaire*, des *Affections* et de l'*Accouchement à huit mois*.

Il nous serait difficile de bien faire connaître le système que les fondateurs du dogmatisme introduisirent en médecine, attendu que nous ne possédons que des fragmens de leurs ouvrages, et l'on ne saurait même décider lequel des successeurs d'Hippocrate est l'auteur véritable des écrits que l'on peut avec quelque probabilité attribuer à ces fondateurs. Cependant on ne saurait douter que la plupart des dogmatistes depuis Thessalus jusqu'à Praxagoras, de Cos, n'aient introduit plus ou moins la physique de Platon dans la médecine, et qu'ensuite les partisans modernes de cette école n'aient suivi la *stoa* ou la *doctrine des portiques*, afin de réunir les principes de Zénon à la physiologie et à la pathologie.

École d'Alexandrie.

Après la mort d'Alexandre le Grand, son empire immense fut démembré, et l'Égypte devint le partage de son beau-frère *Ptolémée*, surnommé *Soter*. Ce prince, ami des lumières, rendit aux sciences d'immenses services, en créant des bibliothèques publiques, exemple qui fut suivi par les rois de Syrie et de Pergame. Parmi les successeurs du premier des *Ptolémée*, *Philadelphe* et *Évergète* contribuèrent aussi puissamment aux progrès des lumières. Pendant leurs règnes la bibliothèque et le muséum d'Alexandrie prirent le plus grand accroissement. Ce furent eux qui les premiers accordèrent aux médecins la permission de disséquer des cadavres humains, et en se livrant eux-mêmes à l'étude de l'anatomie, ils parvinrent à détruire l'absurde préjugé qui faisait regarder comme criminels ceux qui s'en occupaient.

Sous le règne de ces princes, Alexandrie devint en quelque sorte le centre des connaissances humaines et du commerce de l'univers.

A l'exception de quelques fragmens recueillis et cités par Galien, depuis Hippocrate jusqu'à Celse, c'est-à-dire dans un espace de près de quatre siècles, nous ne possédons aucun ouvrage écrit par les successeurs du vieillard de Cos. Durant ce long intervalle, vécurent *Érasistrate*[1], ainsi qu'*Hérophile*[2], moins célèbres par les sectes qu'ils ont créées que pour avoir les premiers étudié l'anatomie sur le cadavre de l'homme. D'après le témoignage de Celse et de Galien, ces deux célèbres anatomistes étaient contemporains et vivaient sous le règne du premier des Ptolémée. On doit encore citer *Eudème*, également leur contemporain, comme un de ceux qui ont contribué au perfectionnement de la

1 Érasistrate attribuait la cause des maladies à la déviation des humeurs et de la substance aérienne.

2 Hérophile avait basé sa doctrine sur la dégénérescence des humeurs.

science, quoique ses découvertes en anatomie n'aient pas été très-nombreuses.

Nous ne donnerons point ici la nomenclature des médecins qui succédèrent à Érasistrate et à Hérophile, et acquirent plus ou moins de célébrité dans l'enseignement et la pratique de la médecine. L'école empirique[1], fondée par Philinus, de Cos,

1 Les plus anciens empiriques préféraient la connaissance acquise par l'expérience immédiate, à celle qui ne l'est qu'*à priori*, et c'est de là qu'ils ont pris leur nom. En assujettissant l'art de l'observation à certaines règles, ils se sont acquis un mérite qui surpasse de beaucoup celui de tous les médecins théoriciens de l'antiquité. Ils ont rendu plus de services à la science que toute l'ancienne école dogmatique, dont les nombreuses spéculations, ensevelies dans le plus profond oubli, n'intéressent plus que l'historien.

prit une grande extension sous son successeur, *Scrépion d'Alexandrie ;* cependant les écoles dogmatiques se soutinrent jusqu'au temps de Galien.

La division de la médecine en *chirurgie diététique* et *rhizotomie* ou *pharmacie*, date de l'école d'Alexandrie. Le premier chirurgien célèbre est Philoxène, qui avait écrit plusieurs ouvrages, dont aucun ne nous est parvenu. Celse cite aussi Gorgias. Les chirurgiens d'Alexandrie perfectionnèrent l'opération de la taille ; ceux qui s'en occupaient exclusivement étaient connus sous le nom de *lithotomistes.* Un certain *Ammonius* ajouta à l'appareil ordinaire un instrument propre à broyer la pierre dans la vessie, lorsqu'elle était trop volumineuse. Il faut aussi faire mention ici de la boîte ou *glossocomium de Nymphodorus*, pour contenir les fractures des extrémités inférieures, et sa machine pour la réduction de la luxation du fémur. Il est à regretter qu'aucun des ouvrages de ces chirurgiens ne nous soit parvenu. Du temps de Jules-César, la fameuse bibliothèque du Bruchium devint la proie des flammes. Elle renfermait 400,000 volumes. Le septième des Ptolémée, *Ptolémée Physicon*, fut un homme cruel; sous son règne presque tous les savans quittèrent Alexandrie et se répandirent dans la Grèce, où ils furent obligés de donner des leçons pour vivre. Les sciences recommencèrent donc pour un moment à fleurir dans ce pays, d'où elles avaient été chassées par les guerres des successeurs d'Alexandre. C'est à l'époque de cette dispersion des savans qu'on doit reporter la fondation de la bibliothèque de Pergame. Les rois d'Égypte, par jalousie, défendirent l'exportation du papyrus, qui croissait dans leur pays et qui était alors la seule substance connue sur laquelle on pût écrire facilement. Cette défense conduisit à une découverte de la plus haute importance. Les habitans de Pergame, privés du papyrus, imaginèrent d'écrire sur des peaux de moutons travaillées, et inventèrent le parchemin (*carta pergamena*); c'est à cette heureuse invention que nous devons la conservation de la plus grande partie des monumens de l'antiquité. Nicandre et Agatharthis vécurent environ un siècle avant Jésus-Christ : ces écrivains sont les derniers de l'époque qui nous occupe; leurs ouvrages, écrits sans méthode et remplis d'une multitude de fables, portent l'empreinte de la décadence des lumières. L'étude des sciences ne se rétablit que sous les Romains, et elle se maintint pendant deux siècles, en prenant une nouvelle direction.

4.e Époque. *Galien et les Romains.*

Pendant près de 600 ans les Romains n'eurent qu'une médecine grossière, conforme à l'état des lumières et à la vie simple et frugale de ce peuple guerrier. Le premier médecin grec connu dans Rome fut *Asclépiade.* Il décria en public les ouvrages d'Hippocrate, afin de se donner l'air d'un réformateur, tandis que dans sa pratique il suivait les sages préceptes du vieillard de Cos. Son disciple Thémison abandonna ses raisonnemens et ses recherches trop subtiles sur les causes occultes des maladies, pour s'en tenir à l'observation pure et simple des faits. On cite encore Thessalus, partisan zélé de l'école méthodique.

Médecins dans le premier siècle de l'ère chrétienne.

Quelques médecins se distinguèrent à Rome pendant le premier siècle de l'ère chrétienne. Les Grecs furent presque toujours les seuls médecins des empereurs, et parmi les Latins, jusqu'au temps de Galien, nous ne trouvons que Celse qui soit digne de fixer notre attention. Ce médecin vivait sous les règnes d'Auguste, de Tibère et de Caligula; il paraît n'avoir jamais exercé l'art de guérir, sur lequel il a cependant écrit avec tant de précision, d'élégance et de clarté. Son ouvrage est d'autant plus précieux que seul il peut nous faire connaître les progrès de la chirurgie depuis Hippocrate jusqu'à lui. Les quatre derniers livres, et surtout le septième et le huitième, sont exclusivement consacrés à la chirurgie. C'est aux qualités de son style que Celse a dû le surnom de Cicéron de la médecine et la longue faveur dont il a joui dans les écoles. Il appartient entièrement à la chirurgie des Grecs, quoiqu'il ait écrit à Rome, puisque la médecine n'était alors exercée dans cette capitale de l'univers que par des hommes venus de la Grèce ou qui avaient puisé leur instruction dans les écoles alors célèbres de cette terre natale de toutes les sciences et de tous les arts.

Je citerai encore ici Andromaque, médecin de Néron, qui écrivit sur l'usage de la thériaque.

Le principal médecin de l'époque qui nous occupe, fut Arétée, de Cappadoce, qui vivait du temps de Néron et dut être contemporain de Pline. C'est le médecin le plus célèbre de l'antiquité après Hippocrate; il égale même ce grand homme dans la description des maladies. Arétée fut le fondateur de la secte des *pneumatiques;* il admet l'existence d'un souffle qui, passant des poumons dans le cœur, est la cause de tous les phénomènes de la vie. Nous devons également ici faire mention de Dioscoride, qui vivait sous le règne de Néron, et fut médecin dans les armées romaines. Il s'occupa particulièrement de la botanique et décrivit plus de 600 plantes; son ouvrage fut imprimé en Europe dès le 14.e siècle. Aujourd'hui même encore les Turcs et les Maures n'ont pas d'autre traité de médecine, et l'on peut dire avec vérité que, même dans nos climats, c'est encore le livre le plus répandu dans les bibliothèques. Ce succès singulier tient peut-être en partie aux belles gravures en bois dont l'édition de Venise est ornée. Avec les gravures on peut parvenir à reconnaître un grand nombre de plantes, sans être obligé d'étudier la botanique avec méthode.

Galien, venu après tous les autres anatomistes de l'antiquité, naquit en

131, sous le règne d'Adrien, à Pergame, ville où les sciences avaient conservé quelque ſaveur. Son père Nicon était riche et très-savant : il eut soin de le faire instruire dans les différens systèmes de philosophie ; le jeune Galien étudia avec le plus grand soin les doctrines des *Platoniciens*, des *Stoïciens*, des *Épicuriens* et des *Péripatéticiens*, qu'il adopta ; de sorte qu'on peut le considérer comme ayant été, dans l'antiquité, le dernier des disciples célèbres de l'école d'Aristote. Galien n'était âgé que de dix-sept ans, lorsque son père l'envoya à Smyrne, pour y étudier la médecine ; il se rendit ensuite à Corinthe, où il suivit les leçons du médecin Némésiatus, qui développait la doctrine d'un anatomiste fameux, appelé Quintus, mort sans avoir rien écrit. Galien, passionné pour la science, s'attacha à recueillir de la bouche des élèves de Quintus tout ce qui pouvait être connu des découvertes de la médecine, et les consigna dans ses propres ouvrages, en indiquant la source où il avait puisé. Mu par le même amour de son art, ce grand homme visita les lieux d'où l'on tirait alors les médicamens. En Égypte, et notamment à Alexandrie, il étudia l'anatomie; mais il ne trouva pas dans ce pays de grandes ressources et n'y vit qu'un ou deux squelettes humains, que l'on conservait encore. Galien retourna à Pergame à l'âge de vingt-neuf ans et y fut nommé médecin des gladiateurs; à trente-quatre ans il se rendit à Rome, où il fit des cours qui lui acquirent une grande célébrité; mais bientôt en butte à la jalousie des autres médecins, il fut obligé de quitter la ville au moment où une épidémie venait d'éclater, et cependant cette circonstance lui fut reprochée comme une lâcheté. Galien fut appelé à l'armée de Germanie par Lucius Vérus et Marc-Aurèle, à l'occasion d'une épidémie qui s'était déclarée parmi les troupes. L'empereur Marc-Aurèle ne garda pas Galien auprès de lui dans ses guerres contre les Germains; il le plaça auprès de son fils Commode, qui avait une santé très-délicate. On prétend que le médecin de Pergame, ayant reconnu le mauvais naturel du prince confié à ses soins, ne voulut pas rester auprès de lui et retourna dans sa patrie, où il mourut l'an 200, âgé de soixante-neuf ans. Il paraît pourtant qu'il revint à Rome avant sa mort. On lit en effet, dans son traité de la thériaque, qu'il composa ce remède pour l'empereur Sévère.

Galien eut l'avantage rare de jouir de toute la gloire que son génie devait lui donner, et l'opinion que l'on avait de lui a régné sans contradiction jusqu'au moyen âge. Pendant ce long intervalle il a été copié par tous les médecins qui ont écrit sur la médecine. Il fut l'oracle des Arabes. Et quant à l'anatomie, comme les préjugés de leur nation ne leur permettaient pas de se livrer à l'étude de cette science, ils n'en connurent que ce qui était consigné dans les ouvrages du médecin de Pergame. Quand on considère combien Galien fut peu favorisé par les circonstances, on ne peut que s'étonner des progrès qu'il a fait faire à l'anatomie et à la physiologie. Il est arrivé en effet à un grand nombre de vérités, dont on ne trouve aucune trace, aucun germe dans les écrits de ses prédécesseurs. Au milieu de la vie active dont nous venons de donner une idée, Galien trouva le moyen de consacrer un temps considérable à la rédaction de ses ouvrages, qui auraient formé une collection d'environ 80 volumes in-8.°; ils furent regardés comme si précieux, qu'on les déposa dans le temple de la paix; mais cette précaution même leur devint funeste: ils furent consumés en partie dans l'incendie qui réduisit ce temple sous le règne de *Commode*. Le nombre de ceux qui nous restent est encore très-grand. Les deux principaux sont les traités sur l'*administration anatomique* et sur l'*usage des parties*. Ceux qui veulent avoir une idée complète de la physiologie de Galien, doivent lire son traité *De locis affectis*, véritable cours d'*anatomie pathologique*. Galien accordait une grande importance à la division des tempéramens, fondée sur ses quatre humeurs principales, le *sang*, la *bile*, l'*atrabile* et la *pituite*. Du reste les idées sur lesquelles l'auteur fonde sa thérapeutique sont extrêmement simples. S'il regarde la maladie produite par l'excès d'humidité, il prescrit les remèdes qu'il appelle *secs*, et réciproquement les remèdes humides contre les maladies qu'il croit provenir de la sécheresse. Il oppose de la même manière le froid à l'excès du chaud, et le chaud à l'excès du froid. La pharmacie de Galien est très-bizarre ; il fait entrer dans ses médicamens une multitude de simples, rassemblés pour ainsi dire au hasard et d'après des théories fautives.

Galien mérite toute notre admiration et comme naturaliste et comme médecin. Il a fait tout ce qu'on pouvait attendre de son époque et a surpassé de beaucoup Aristote en anatomie, en physiologie et en médecine. Après Galien, nous trouvons le compilateur *Oribase*, médecin de l'empereur Julien, qui réunit en un seul ouvrage un assez grand nombre de traités sur la médecine ; *Aetius d'Amide*, qui vécut vers la fin du 5.e siècle ; *Alexandre de Tralles* et *Paul d'Égine*, ainsi nommés du lieu de leur naissance. Ce dernier recueillit dans un ouvrage[1] encore justement estimé tous les progrès qu'avait faits la chirurgie jusqu'à lui. Paul termine la série des médecins grecs et romains, et l'on doit le regarder comme le dernier des anciens, à moins qu'on ne veuille faire partager aux Arabes les honneurs de l'antiquité; il pratiqua son art à Rome et à Alexandrie. Alors la ruine de la médecine suivit celle de toutes les sciences, et depuis la prise d'Alexandrie par les Sarrasins, en 641, jusqu'à la fin du 10.e siècle, nous ne trouvons que les épaisses ténèbres de l'ignorance et de la barbarie.

---

1 *De re medica, lib. VII, in-fol. Venet.* 1528; édit. des Aldes.

5.e Époque. *Les Arabes.*

La conquête de l'Égypte par les Sarrasins entraîna la chute de l'école célèbre d'Alexandrie. A cette époque commence la décadence de la médecine. En vain les médecins grecs réfugiés à Constantinople, tentèrent d'y relever l'antique édifice de la science, et dans l'espace de cinq siècles qui s'écoulèrent depuis la ruine d'Alexandrie jusqu'à la prise de Constantinople, les noms de *Théophile*, d'*Actuarius* et de *Mirepsus*, sont presque les seuls qui soient parvenus jusqu'à nous. Leurs ouvrages ne sont que d'informes compilations des écrits d'Hippocrate et de Galien, des dissertations vagues sur plusieurs points de *théorie médicale* et des recueils de recettes et de pratiques superstitieuses.

Maîtres d'une grande partie de l'empire romain, les Arabes exhumèrent les manuscrits grecs, enfouis dans la poussière des bibliothèques, les traduisirent et s'approprièrent leurs doctrines. Cette époque de la médecine est sans contredit l'une des plus intéressantes. Un préjugé assez généralement répandu fait d'ailleurs regarder les médecins arabes comme des compilateurs qui ont souvent défiguré leurs copies. Ce reproche est en partie fondé, mais on ne saurait leur contester les immenses services qu'ils ont rendus à la médecine. Ils créèrent la chimie, ils perfectionnèrent les procédés pharmaceutiques et en firent connaître un grand nombre de nouveaux. Ils enrichirent la matière médicale d'une foule de médicamens énergiques, qui sont encore de nos jours d'un usage habituel. Ils décrivirent les premiers plusieurs de ces maladies originaires de l'Orient et qui de là se sont répandues sur toute la surface du globe. Les écoles qu'ils fondèrent en Espagne servirent de modèles à celles de Paris, de Salerne et de Montpellier. Peut-être même donnèrent-ils les premiers un exemple que l'Europe ne devait suivre que long-temps après, celui de l'enseignement clinique. Au moins est-il certain qu'ils établirent des hôpitaux, dans lesquels on notait au lit des malades les divers symptômes qu'ils présentaient : il est à regretter que les recueils qui contiennent ces observations n'aient pas été traduits. Le plus ancien des auteurs arabes dont les œuvres nous soient connues, est *Mesué* (le vieux), Syrien Nestorien, qui fut médecin d'*Aron al Raschid* et à qui ce grand prince confia l'éducation de son fils. Honain, qui vivait en 804, traduisit, par les ordres de ce même calife, du syriaque en arabe, les œuvres d'Hippocrate et celles de Galien. Ce médecin est célèbre par le refus qu'il fit à un calife d'un poison qui lui fut demandé. Le premier des médecins arabes qui ait publié un ouvrage complet qui ne fût pas une traduction, est *Rhazès*, surnommé *Experimentator*, qui fut inspecteur de l'hôpital de Bagdad; il passe pour avoir été le plus habile des médecins de sa nation. Rhazès est un des auteurs qui ont décrit la petite-vérole. Cette maladie terrible, communiquée par les Arabes à l'Occident, fut une triste compensation des avantages que lui procura la médecine nouvelle qu'ils propagèrent.

Avicenne, l'un des princes de la médecine arabe, naquit en 978. C'était un philosophe très-distingué; on prétend que sa mémoire était si heureuse, qu'à l'âge de douze ans il savait tout le Coran par cœur. Il fit ses études à Bagdad, sous Mesué (le vieux), devint médecin et ministre du sultan, et occupa les emplois les plus élevés. Avicenne étudia la botanique de la Bactriane et de la Sogdiane, régions fertiles en plantes médicinales et où croît en particulier l'*assa-fœtida*, que cet auteur a fait connaître le premier. Son ouvrage principal est intitulé la *Règle;* il fut apporté en Espagne, lorsque les Ommiades eurent établi un califat indépendant, et enseigné dans les écoles de Cordoue pendant la durée des 10.ᵉ et 11.ᵉ siècles. Alors l'Espagne, sous la domination des Arabes, jouissait d'une civilisation supérieure à celle du reste de l'Europe. Les écoles médicales de Cordoue avaient en particulier une réputation colossale. Les savans venaient y chercher de l'instruction de toutes les parties de l'Orient, de Bagdad, de la Perse et du Caire. Les livres d'Avicenne furent portés de Cordoue à Montpellier par les Juifs, qui fondèrent la célèbre école de médecine de cette ville, à l'instar de celles des Arabes. De Montpellier ils furent répandus dans le reste de l'Europe, notamment en Italie et en France. Avicenne appartenait à la secte des Péripatéticiens et a donné une traduction d'Aristote. Comme philosophe, c'est le plus distingué des auteurs arabes. Le dernier des auteurs arabes orientaux que nous citerons est Mesué, dit le jeune, de Bagdad. Il se rendit au Caire, qui était devenu le siége d'un califat particulier, et y devint médecin du calife Fatemite. Son livre *De re medica* a été traduit d'abord par Mundinus, puis par Silvius, et a servi de manuel dans toutes les écoles jusqu'à la renaissance des lettres; il est cependant aujourd'hui presque complétement oublié.

L'école de Cordoue fut pendant assez long-temps la plus célèbre des écoles arabes; sa renommée était telle, que les princes chrétiens eux-mêmes s'y rendaient pour s'y faire traiter. On cite, entre autres, un roi de Léon, qui s'y transporta pour se mettre entre les mains des médecins arabes.

Parmi les médecins qui appartinrent à cette école célèbre de Cordoue, on doit compter Albouk-Alza-Kauris et Abenroar-Ebn-Ror, né à Séville, et qui fut médecin du roi de Maroc, après avoir été son gouverneur. Averroès, élève d'Abenroar, fut grand-juge à Cordoue et grand-cheik, c'est-à-dire chef de la religion. Il possédait des connaissances très-variées et enseignait à la fois la médecine, la chirurgie et le Droit.

Ebn-Taitir, de Malaga, avait voyagé dans tout l'Orient et s'était fixé au Caire, où le calife l'avait fait son ministre. Au jugement de Haller, il fut le plus savant des botanistes arabes.

A la fin du 12.e et au commencement du 13.e siècle fleurit Abdallatif, dont l'ouvrage a été traduit en français par M. de Sacy. Ce fut lui qui, d'après l'inspection d'un squelette tiré par hasard d'un sépulcre éboulé, redressa quelques erreurs échappées à Galien sur l'ostéologie de l'homme. Il a fait aussi plusieurs commentaires sur les anciens.

6.e ÉPOQUE. *De la médecine pendant le moyen âge et jusqu'au 15.e siècle.*

Après avoir donné l'histoire de la médecine dans l'antiquité, nous avons indiqué aussi comment elle s'était introduite chez les Arabes, qui la cultivèrent avec succès du 8.e au 13.e siècle. Il nous reste maintenant à la suivre dans les différens États qui furent formés des débris de l'empire d'Occident. Les nations germaniques avaient définitivement établi leur domination sur toute l'Europe occidentale; les Francs étaient maîtres non-seulement du territoire qui forme la France actuelle, mais encore de presque toute l'Allemagne, de sorte que ce que l'on appelait alors *Francia* comprenait la Gaule toute entière, et la Germanie méridionale et moyenne. L'Italie était occupée par les Lombards et l'Angleterre par les Saxons. Tous ces peuples, réunis par la même croyance religieuse sous la domination spirituelle de l'évêque de Rome, peuvent être considérés, sous le rapport des sciences, comme n'ayant formé qu'une seule nation. Le commencement du 7.e siècle fut signalé par des dévastations générales. La tyrannie n'accorda aux sciences aucune espèce de faveur, et si quelques moines se livraient à l'étude, c'était uniquement dans des vues de religion et de dévotion. Ils furent les seuls médecins dans une grande partie de l'Europe.

Le 8.e siècle touchait à sa fin, lorsque les sciences commencèrent à se relever et à reprendre une partie de leur ancien lustre, sous le règne de Charlemagne[1]. L'école de Salerne fut

---

1 Tant de soins pris en faveur des sciences, l'établissement de tant d'écoles surtout, ont fait regarder Charlemagne comme le fonda-

fondée par ce prince en 802; elle est la première université chrétienne où l'on ait enseigné la médecine. Cette école n'a fourni aucun écrivain remarquable, et l'on ne peut guère citer que le compilateur Constantin, moine du mont Cassin. L'ouvrage intitulé l'*École de Salerne* contient une foule de préceptes sur la conservation de la santé. Il est écrit en vers léonins, et l'on croit assez généralement que Jean Milanais en est l'auteur.

Dans le 9.ᵉ et le 10.ᵉ siècle quelques moines se distinguèrent par leurs connaissances en médecine: tels furent *Didon*, abbé de Saint-Pierre-le-Neuf;

---

teur des universités. Cette opinion est erronnée : ces institutions ne furent fondées qu'au 13.ᵉ siècle.

Sigoald, abbé d'Epternac; *Gerbert*, médecin célèbre de l'école de Rheims. Il devint archevêque, et enfin pape, sous le nom de Sylvestre II. On cite également l'éole de Chartres comme une des plus célèbres du 10.e siècle. Vers la fin du 11.e et le commencement du 12.e siècle les écrits des Arabes se répandirent en Europe. On se mit à étudier les ouvrages d'*Avicenne* et de *Mesué*.

Parmi les plus savans physiciens ou médecins du 11.e siècle on cite *Gilbert Maminot*, *Pierre de Chartres*, *Goisbert*. *Obison*, *Gilles de Corbeil* et *Rigord* vivaient dans le 12.e siècle.

7.e ÉPOQUE. *Depuis la renaissance des lettres jusqu'à nos jours.*

Nous venons de terminer l'histoire de la médecine pendant l'antiquité et le moyen âge. Nous avons vu comment la science, enfermée d'abord dans les temples et les colléges des prêtres, ou présentée aux hommes sous des emblêmes dont le sacerdoce seul avait la clé, se répandit ensuite dans la Grèce, où elle se sécularisa pour ainsi dire, grâce aux philosophes, et où elle fut portée à un très-haut degré par Hippocrate. Les événemens qui ruinèrent la Grèce et firent de l'Égypte une province romaine, transplantèrent à Rome les sciences naturelles, mais là elles firent peu de progrès. Le despotisme des empereurs, les guerres civiles, des agitations intérieures, les appauvrirent et les anéantirent. Les sciences et les lettres étaient tombées en décadence même avant l'invasion des barbares. Après ce grand événement il leur fallut des efforts inouis pour renaître. Elles reprirent un peu de force sous Charlemagne. Les communications assez fréquentes avec les Arabes d'Espagne, qui en avaient gardé le dépôt, favorisèrent aussi leur régénération; vinrent plus tard les universités et les ordres monastiques, pour aider leur marche; mais ce fut au 15.e siècle que s'accomplirent les plus grands progrès de la médecine, sous l'influence des événemens remarquables qui eurent lieu et des découvertes importantes qui se firent. L'imprimerie, la gravure, la prise de Constantinople, qui transporta en Occident ce qui restait des trésors de l'antiquité, la découverte d'un nouveau monde, le résultat des luttes religieuses, qui fut la liberté de penser et d'agir : tels sont les principaux faits qui ont rapidement avancé les sciences et les ont portées au degré de perfection qu'elles ont atteint aujourd'hui et qu'elles dépasseront sans doute encore dans la suite des temps. Mais ici notre marche doit changer, car le spectacle a bien changé autour de nous. Le nombre des travailleurs est devenu immense. L'invention de l'imprimerie a permis de conserver et de multiplier les livres. Nous ne sommes pas réduits à quelques matériaux : au contraire, il faut que nous fassions un choix parmi tous les ouvrages. Il faut savoir nous borner à ceux-là seulement qui ont fait époque dans la science et laissé des traces profondes.

Parmi les sciences, l'anatomie est toujours celle qui s'est le mieux maintenue ; même à Rome, quand il n'y avait plus de poètes et d'artistes, il y avait encore de grands anatomistes; Galien appartient au 2.e siècle. De même, dans les temps modernes, c'est elle qui a le plus vite reparu et qui a été cultivée le plus tôt avec succès, et la raison en est qu'elle est la base de la médecine, et que la médecine est un besoin de tous les temps.

Pendant le moyen âge, Galien fut son oracle; les Arabes, qui étudiaient beaucoup la médecine, n'avaient pu cultiver l'anatomie, parce que leur religion défend de toucher un cadavre. Ils se contentaient donc de traduire Galien, dont l'anatomie se perpétua ainsi dans les versions syriaques et arabes. L'empereur Fréderic II fut le premier qui ordonna des dissections; pendant long-temps il fallut une bulle du pape, la permission de Rome était nécessaire; avec de pareils obstacles il était difficile que les progrès fussent bien rapides.

On n'avait aussi, pour étudier, qu'un seul livre, celui de Mundinus, professeur à Bologne. Voici un échantillon de sa physiologie : il explique la forme du cœur, en disant que cet organe, source de la chaleur dans le corps humain, doit avoir une forme pyramidale, parce que cette forme appartient au feu. Mundinus fut pourtant l'oracle de son siècle. Les premiers écrivains qui parurent après Mundinus, ne firent que le commenter. L'auteur le plus fameux alors fut *Bérenger de Carpi;* il professa à Bâle de 1502 à 1527. Le premier il employa le mercure dans le traitement des maladies syphilitiques, qui paraissaient pour la première fois en Europe. Il fit de nombreuses découvertes en anatomie; il trouva le *thymus*, le *tympan*, les *cartilages aryténoïdes*, etc. Ainsi on voit que l'Italie eut pour l'anatomie, comme pour les autres sciences, une honorable priorité. Quant à la France, *Guy de Chauliac*, qui exerçait la chirurgie, n'a été devancé seulement que par Mundinus; mais ce fut au commencement du 16.e siècle qu'elle devint seulement le centre d'un grand mouvement. Gunter ou Gontier, né à Andernach sur le Rhin, vint en France en 1487, pour y enseigner l'anatomie; il fut nommé médecin de François I.er, et eut pour disciples plusieurs anatomistes célèbres : tels que *Michel Servet*, *Charles Étienne*, *Vésale*, *Fallope*, etc.; après les noms de *Vésale* et de *Fallope*, on peut citer *Cannani*, *Ingratius Guido*, *Botal*, *Varole*, *André Césalpin*, etc. Tous les savans dont nous venons de citer les noms, comme marquant l'ère de la renaissance de l'anatomie, étaient italiens. Cette science n'était pas cultivée dans les autres pays avec le même succès; cependant la France et l'Allemagne eurent, vers la fin du 16.e siècle, sinon de grands anatomistes, du moins de très-habiles chirurgiens.

Pour la France, nous citerons *Ambroise Paré*, chirurgien du roi Henri II, puis des trois rois fils de ce prince. On sait comment il fut sauvé par Charles IX du massacre de la S. Barthélemi. Paré s'était appliqué surtout à la pratique de son art, auquel il fit faire des progrès marqués. Un autre médecin français, auteur d'un gros traité d'anatomie, est *André du Laurens*, professeur à Montpellier; son livre ne renferme pour ainsi dire rien qu'on ne trouve dans Vésale.

Pour l'Allemagne, nous trouvons *Fuchs*, professeur à Tubingue, élève de Vésale, et *Félix Platter*, professeur à Bâle. Comme Vésale avait professé quelque temps dans cette ville et y avait laissé un squelette complet, qui à cette époque était un objet d'une grande curiosité, l'école de Bâle jouissait d'une certaine célébrité, et de toutes les parties de l'Europe, ceux qui ne pouvaient se rendre en Italie, venaient s'instruire aux leçons de Platter.

Voilà les anatomistes allemands et français dont les noms méritent d'être cités. Tous marchèrent à la suite de Vésale et ne dépassèrent guère le point où il s'était arrêté.

Si nous revenons à l'Italie, nous trouvons *Fabrice d'Aquapendente*, *Marc-Aurèle Séverin*, etc. Mais le plus célèbre des anatomistes de ce siècle et celui qui clôt la période dont nous nous occupons, est Guillaume Harvey, né en Angleterre en 1577, à jamais fameux par la découverte de la circulation du sang; découverte qui eut une immense influence sur la destinée de la médecine et lui ouvrit une ère nouvelle.

Parmi les anatomistes français, un des plus célèbres de cette époque fut *Jean Rohan*. Il naquit en 1580 et mourut en 1657, après avoir professé à Paris pendant l'espace de cinquante ans. Il fut un zélé partisan des anciens et témoignait très-peu d'estime pour tous les travaux des modernes. *Gaspard Bauhin*, élève de Fabricius, publia en 1625 son *Theatrum anatomicum*, dans lequel on trouve une assez bonne description du cerveau.

Pendant l'époque que nous venons d'indiquer la médecine était bien loin d'avoir fait des progrès aussi satisfaisans que l'anatomie et la chirurgie. Malheureusement les écrits scolastiques d'*Aristote*, de *Galien* et des *Arabes* mirent des entraves à l'avancement de la science. Galien fut le seul dieu de la médecine; le culte qu'on lui rendit alla jusqu'à l'idolâtrie. L'on doit faire exception en faveur de quelques esprits supérieurs, qui, s'attachant aux écrits d'Hippocrate, suivirent la route de l'observation que ce grand homme avait tracée, tout en sacrifiant à quelques erreurs du temps. Cependant les opinions théosophiques qui dominaient dans ce siècle, et surtout les efforts de l'*alchimiste Paracelse* et de l'*animiste Van-Helmont*, ébranlèrent le *galénisme*. Les qualités élémentaires furent remplacées un moment par les élémens chimiques. Le goût décidé pour la chimie donna naissance au système *chémiatrique* de

Sylvius, dans lequel toutes les maladies étaient expliquées par l'acidité et l'alcalinité des humeurs, et traitées par des remèdes que l'on supposait agir en vertu de leurs propriétés chimiques sur les états morbides de l'économie animale. Mais, soit que l'on se rangeât du côté des nouvelles opinions de Sylvius, soit qu'on observât encore les doctrines galéniques, auxquelles les premières semblaient être opposées, toutes les théories médicales étaient fondées sur des altérations imaginaires des humeurs. Quelque dominans qu'aient été par la suite les systèmes de médecine professés par des hommes supérieurs, les théories humorales qui paraissent si spécieuses, se sont toujours maintenues parmi le plus grand nombre des médecins et ont jeté dans le vulgaire des racines difficiles à extirper.

Cependant, durant le cours du 17.e siècle, une nouvelle philosophie semblait devoir imprimer à la médecine une marche plus sévère. Galilée avait introduit la méthode expérimentale dans les sciences physiques. Descartes, secouant le joug de la *scolastique* qui asservissait tous les esprits, avait substitué l'examen et le doute aux dogmes tranchans du *péripatétisme* si en faveur. Bâcon embrassait toutes les sciences humaines et traçait d'une main ferme la route qui pouvait conduire à la vérité. Il avait appris à dédaigner les préjugés, à ne reconnaître que l'expérience et l'observation, et avait montré comment l'on devait s'élever par l'induction des faits particuliers aux résultats généraux, afin de poser les principes des sciences. Ce grand homme avait exposé, sur la médecine en particulier, des vues qui auraient servi à l'avancement de la science, si on y avait eu constamment égard. Mais ce n'était que plus tard que l'on devait appliquer et mettre en œuvre les préceptes qu'avait donnés l'illustre chancelier anglais, dont le génie avait devancé son siècle. L'importante découverte de la circulation, démontrée par Harvey, au moyen des méthodes de l'expérience et de l'induction sévère, ainsi que la découverte du réservoir du chyle et du canal thorachique, avait, après des luttes obstinées et ridicules, porté le dernier coup au galénisme vers la fin du 17.e siècle; mais ces connaissances n'eurent pas sur la médecine l'influence qu'on pouvait en attendre. Les sciences physiques et mathématiques étaient alors cultivées avec ardeur par l'impulsion que leur avait donnée Galilée. On voulut expliquer les phénomènes de l'économie animale d'après ces lois de la mécanique; de là provient le système *iatro-mathématique*, dont Borelli fut le fondateur, et qui compta de nombreux partisans, à cause de l'appareil scientifique qui l'environnait; mais l'observation plus sévère des faits ne devait pas laisser longtemps l'esprit satisfait de ces théories mécaniques. Plus tard et en même temps qu'elles étaient professées, des doctrines qui se rapprochaient davantage de la véritable philosophie médicale, s'établissaient en Allemagne :

c'étaient le système de l'*animisme* de Stahl et la théorie *mécanico-dynamique* ou le *solidisme* d'Hoffmann. Le premier, dont la puissance conservatrice et médicatrice de la nature, résidant dans l'ame rationnelle, formait la base, eut pour résultat la méthode expectante dans le traitement des maladies. Les inconséquences de ce système empêchèrent qu'il fût adopté par beaucoup de médecins. Toutefois il porta les Stahliens à observer avec fidélité tous les phénomènes dont l'organisme est le siége, et l'on retrouve dans plusieurs doctrines métaphysiques modernes quelques idées dominantes de l'animisme, que l'on peut d'ailleurs rapporter à Hippocrate et plus près de Stahl à Van-Helmont.

La théorie d'Hoffmann, au contraire, qui se fonde sur l'état de spasme et d'atonie des solides et qui est l'origine du solidisme actuel, compta plus de partisans, sans être universellement adoptée. Cet honneur fut particulièrement réservé aux doctrines qui réunirent les théories humorales aux théories mécaniques : telle fut celle que professa le célèbre *Boerhaave.* Il serait certainement très-utile de s'élever à des principes généraux qui pussent embrasser l'universalité des faits ; mais ces derniers n'étaient pas encore assez connus pour qu'on pût arriver à cet heureux résultat. C'est à cette cause que l'on doit sans doute attribuer les nombreux systèmes qui se sont succédé en médecine dans nos temps modernes. Cependant le milieu du 18.e siècle voyait fleurir deux hommes qui devaient changer, plus ou moins long-temps après eux, la face entière de la science. Ces deux hommes sont *Haller* et *Morgagni.* Sans doute des travaux semblables à ceux de ces illustres médecins avaient été entrepris avant eux; mais, par l'étendue et la généralité de leurs recherches, par la sagacité avec laquelle ils les ont dirigées, par l'esprit dans lequel ils les ont constamment poursuivies, c'est à eux que l'on doit rapporter la méthode que l'on s'accorde assez généralement à regarder comme la meilleure pour fonder la *physiologie* et la *pathologie.* Jusqu'à Haller, et trop souvent encore après lui, la physiologie fut un champ ouvert à tout ce que l'imagination peut enfanter. Haller recueillit ce qu'il y avait de positif dans les connaissances acquises sur les phénomènes organiques. Il se livra à de nombreuses expériences sur les animaux, pour observer le mécanisme des parties vivantes. Ses recherches sur l'*irritabilité* sont l'origine de presque tous les travaux entrepris pour connaître l'action, les propriétés des divers tissus animaux, les relations sympathiques qui les unissent.

La pathologie se ressentait nécessairement de cet état d'imperfection de la physiologie, à laquelle elle est intimement liée. On s'était livré à l'étude de la cause prochaine des maladies avant de bien connaître celles-ci. Les systèmes auxquels avait donné lieu cette méthode de procéder, ne pouvaient qu'être faux ; on ne comprenait qu'un petit nombre de faits. Morgagni posa les véritables bases sur lesquelles seules peut être élevé l'édifice de la pathologie ; il rechercha les traces que laissent les maladies après la mort ; il fit plus, il chercha constamment à rattacher les symptômes aux altérations des organes, en un mot, à reconnaître les conditions organiques des lésions qu'éprouve l'économie animale. Le *système étiologique* de Brown, calqué sur l'ancien *méthodisme* de Thémison, arrêta un moment l'essor qu'avait pris la médecine, en ramenant les pathologistes à ces considérations vagues d'états morbides généraux, sur lesquels s'appuient des indications curatives, nécessairement hypothétiques ; mais les travaux des pathologistes, qui suivirent la voie de l'expérimentation, les recherches non moins recommandables des pathologistes, qui s'étudièrent, d'après l'exemple de Morgagni, à ne point séparer les symptômes des altérations des organes, dont ceux-là ne sont, comme on l'a dit, que l'ombre, ont remis sur la route qui semblait avoir été abandonnée encore une fois. Nous nous sommes contenté, en terminant ce tableau très-succinct de l'histoire de l'art, d'indiquer les résultats généraux auxquels la science est parvenue aujourd'hui, sans signaler en particulier les auteurs et les travaux qui les ont amenés. Dans ces derniers temps le système de Brown a éprouvé diverses modifications, ainsi que l'animisme de Stahl, dans le vitalisme moderne, professé par Barthez et l'école célèbre à laquelle il a appartenu; enfin, la doctrine médico-philosophique du célèbre Pinel provoqua l'examen de toutes les questions médicales, en tournant constamment les esprits du côté de l'expérience et de l'observation, et en préconisant sans cesse l'analyse des phénomènes morbides. Les travaux de l'école anatomique française et le système de M. Broussais, qui prétend n'avoir suivi que l'impulsion donnée par notre immortel Bichat, occupent aujourd'hui le monde médical. L'Italie a vu également naître dans son sein le *contra-stimulisme de Razori*, et l'Allemagne a produit la doctrine *homœopathique* de Hahnemann.

Principales époques de l'histoire de la médecine.

I. *Expédition des Argonautes*...	1273—1263 avant J. Ch.	Premières traces de la médecine.
II. *Guerre du Péloponèse*.....	432—404 avant J. Ch.	Médecine d'Hippocrate.
III. *Fondation du christianisme*..	30 ans après la naissance du Christ.	École méthodique.
IV. *Grandes migrations des barbares*........	430—530	Décadence de la science.
V. *Croisades*....	1096—1230	Splendeur de la médecine arabe.
VI. *Réformation*.	1517—1530	Rétablissement de la médecine grecque et de l'anatomie.
VII. *Guerre de 30 ans*..	1618—1648	Harvey et Van-Helmont.

10.

VIII. . *Règne du grand Fréderic.*	1740—1786	Haller.
IX. *Révolution française, règne de Napoléon* . .	1789—1814	Bichat, Pinel.
X. *Restauration*. .	1814—1835	Broussais.

TABLE
DES MATIÈRES.

Pages.

FIN.

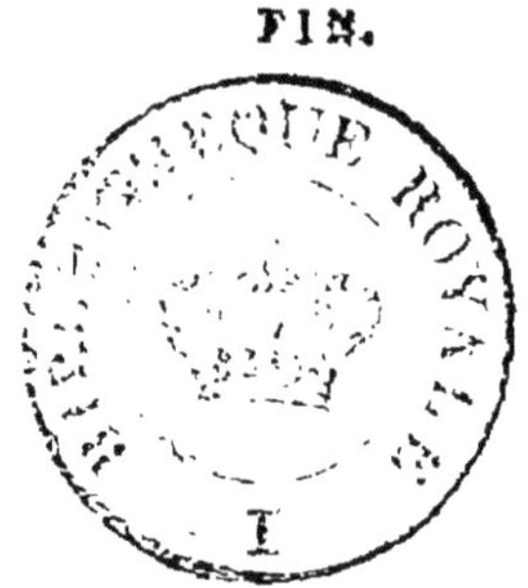

ERRATA.

Page 10, dernière ligne, au iatro-mathématique : *lisez* au système iatro-mathématique.

Page 13, deuxième et troisième lignes de la note, pragmamatique : *lisez* pragmatique.

Page 18, neuvième ligne, Κρομμνον : *lisez* Κρομμυον.

Page 61, quatorzième ligne, carta pergamena : *lisez* carta pergamina.

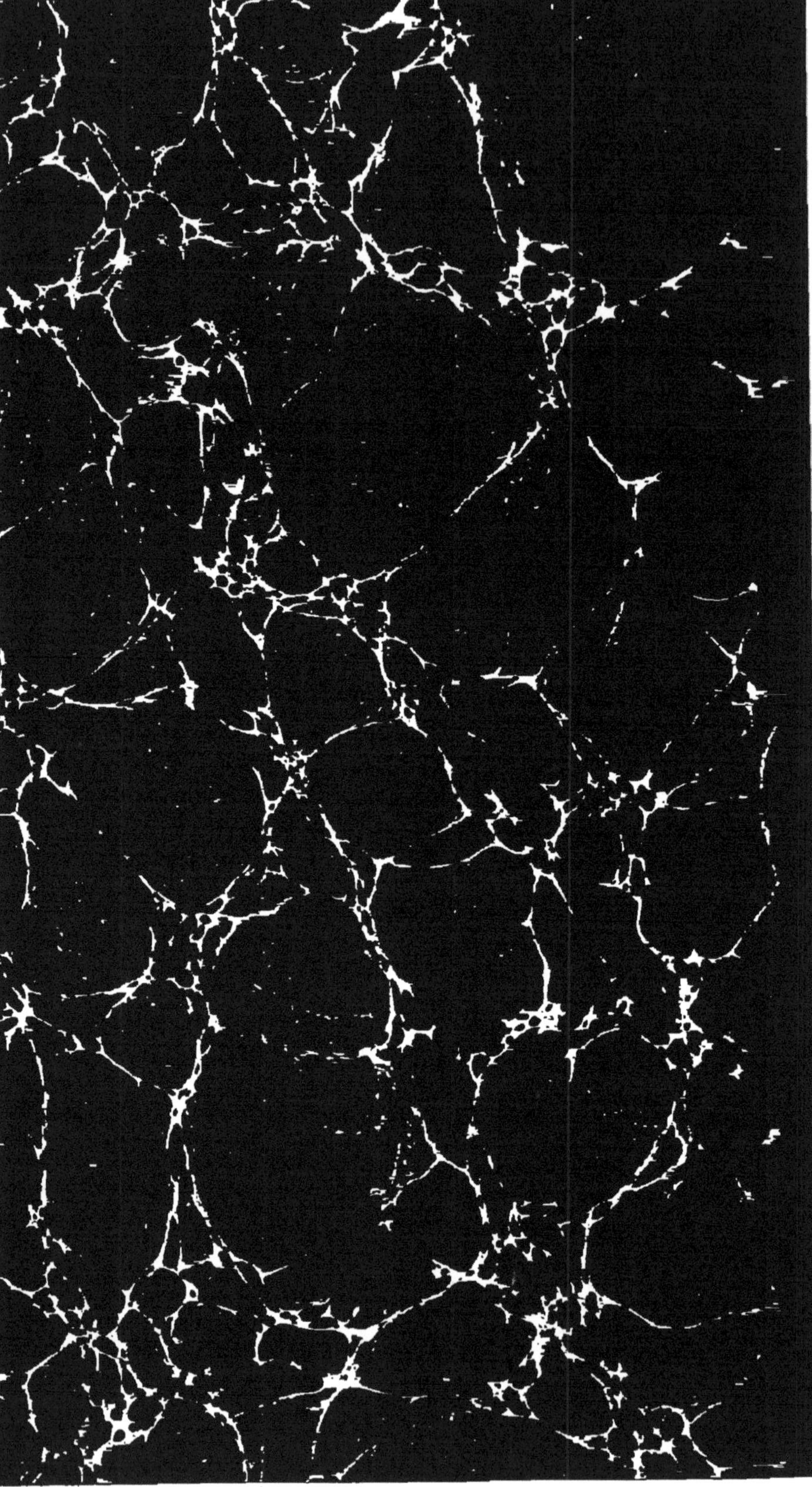

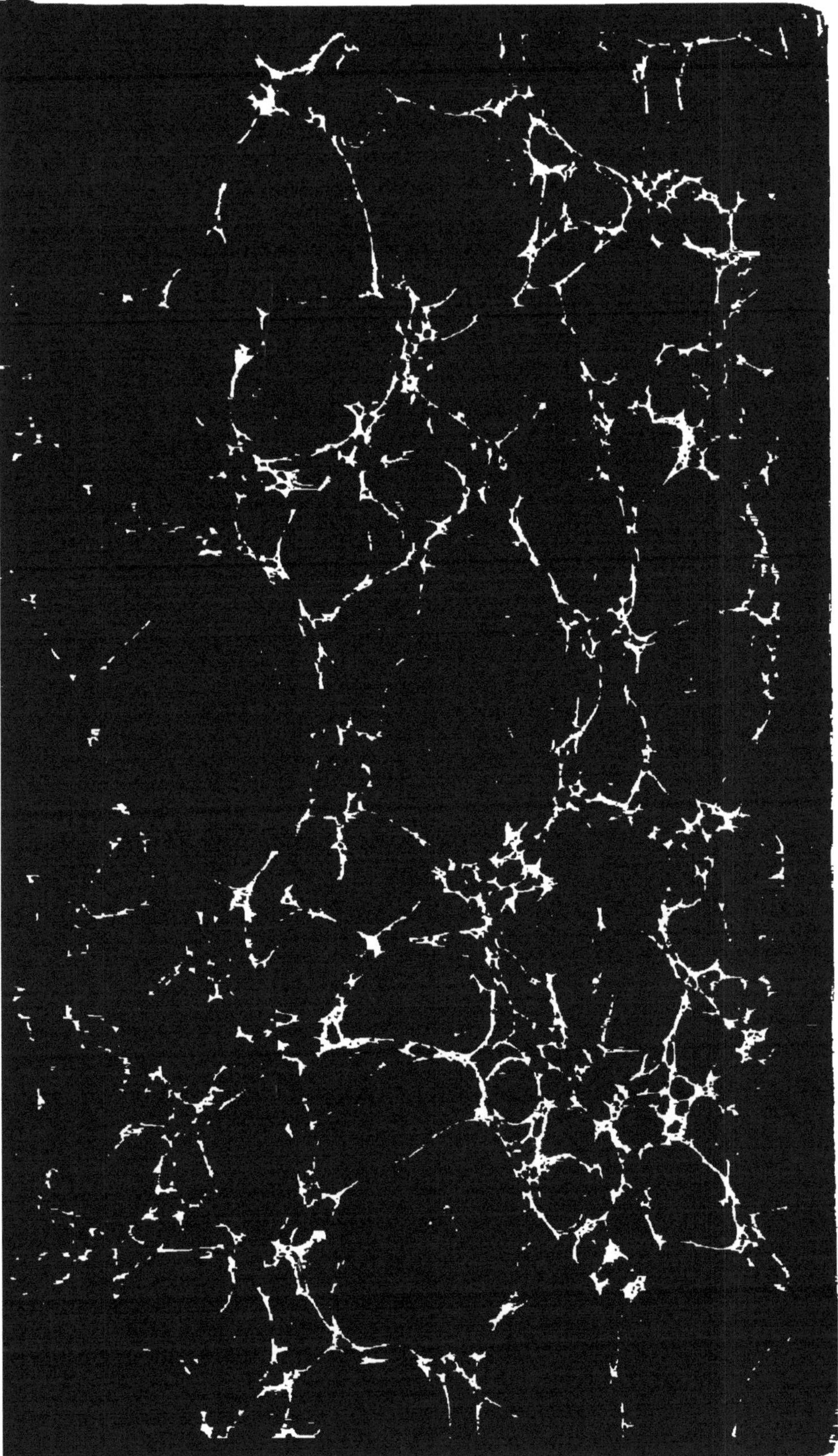

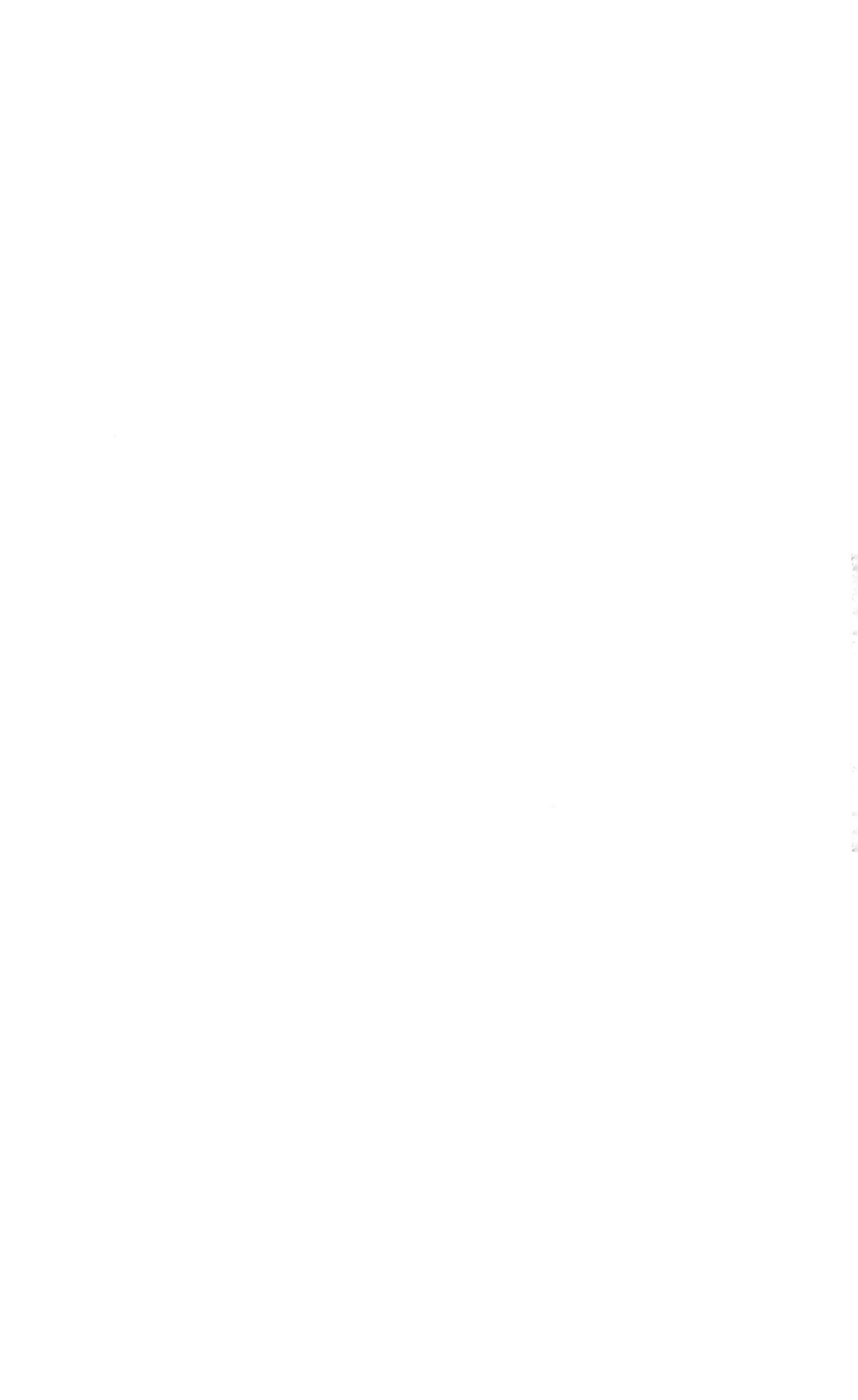

www.ingramcontent.com/pod-product-compliance
Ingram Content Group UK Ltd.
Pitfield, Milton Keynes, MK11 3LW, UK
UKHW021907260726
13966UKWH00006B/1082